BEI GRIN MACHT SICH IHR WISSEN BEZAHLT

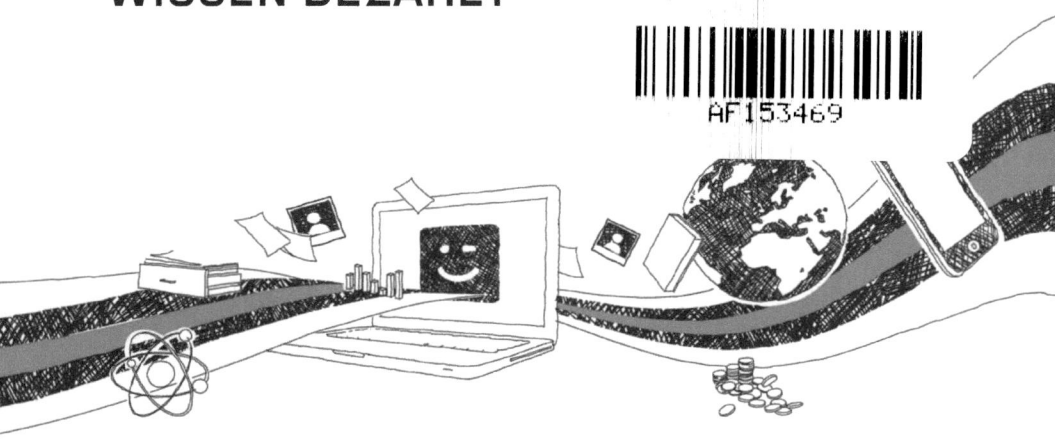

AF153469

- Wir veröffentlichen Ihre Hausarbeit, Bachelor- und Masterarbeit

- Ihr eigenes eBook und Buch - weltweit in allen wichtigen Shops

- Verdienen Sie an jedem Verkauf

Jetzt bei www.GRIN.com hochladen und kostenlos publizieren

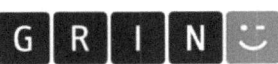

Psychologie des Gesundheitswesens

Selbstwirksamkeitserwartung und gesundheitspsychologische Handlungsfelder

Sebastian Scholz

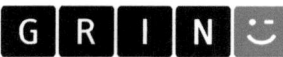

Bibliografische Information der Deutschen Nationalbibliothek:

Die Deutsche Nationalbibliothek verzeichnet diese Publikation in der Deutschen Nationalbibliografie; detaillierte bibliografische Daten sind im Internet über http://dnb.d-nb.de abrufbar.

ISBN: 9783346856890
Dieses Buch ist auch als E-Book erhältlich.

Druck und Bindung: Books on Demand GmbH, Norderstedt Germany
Gedruckt auf säurefreiem Papier aus verantwortungsvollen Quellen

Das vorliegende Werk wurde sorgfältig erarbeitet. Dennoch übernehmen Autoren und Verlag für die Richtigkeit von Angaben, Hinweisen, Links und Ratschlägen sowie eventuelle Druckfehler keine Haftung.

Das Buch bei GRIN: https://www.grin.com/document/1312449

Deutsche Hochschule für
Prävention und Gesundheitsmanagement
Hermann Neuberger Sportschule 3
66123 Saarbrücken

Einsendeaufgabe

Fachmodul:	Psychologie des Gesundheitsverhaltens
Studiengang:	B.A. Gesundheitsmanagement
Datum Präsenzphase:	**02. Mai - 04. Mai 2018**
Name, Vorname:	Scholz
Studienort:	**Köln, 3. Klasse**
Semester:	**Wintersemester 2017**

Inhaltsverzeichnis

1 Selbstwirksamkeitserwartung

1.1 Definition Selbstwirksamkeitserwartung

Bestimmte Situationen oder Aufgaben in unserem Leben wirken unüberwindbar. Anforderungssituationen an uns Menschen wirken neu und schwierig und stellen uns vor die Aufgabe gelöst zu werden. Jeder Mensch besitzt die grundlegende Fähigkeit sich diesen Problemen entgegenzustellen, diese Fähigkeit, Selbstwirksamkeit genannt, beschreibt Bandura (1994) in seiner sozial-kognitiven Lerntheorie als eine psychologische Handlung in Bezug auf die Leistungsmotivation bei Menschen.

Je positiver ein Mensch seine eigenen Kompetenzen und persönlichen Fähigkeiten einschätzt, desto leistungsfähiger und gewillter ist er auch in schwierigen Belastungssituationen zu bestehen. Menschen mit einer hohen Selbstwirksamkeitserwartung sind demzufolge erfolgsmotivierter als Menschen, die in schwierigen Situationen nicht auf ihre Kompetenzen und Fähigkeiten vertrauen können. Die Selbstwirksamkeit wird durch positive Erfahrungen und intrinsische Motivation geprägt. Der Glaube daran, selbst etwas bewirken oder ermöglichen zu können, befähigt uns Menschen motiviert und standhaft zu bleiben.

1.2 Messung spezifischer Selbstwirksamkeitserwartung zu dem Thema „sportliche Aktivität"

Durchgeführt wurde eine Befragung an fünf Mitgliedern eines Fitnessstudios zu ihrer persönlichen Selbstwirksamkeitserwartung bei sportlicher Aktivität mithilfe eines Fragenkatalogs. Die Altersspanne der Befragten reicht von 20 - 41 Jahre und das durchschnittliche Alter liegt bei 29,2 Jahren. Von den Befragten sind 80% männlichen Geschlechts.

Die Bewertung der aufgenommenen Daten erfolgte nach den von Fuchs & Schwarzer (1994) erfassten Normwerten.

Auswertend ist festzustellen, dass der durchschnittliche Punktwert der Befragten bei 56,2 Punkten liegt und somit über dem Mittelwert von 41 Punkten. Proband 2, Proband 3, Proband 4 und Proband 5 liegen über dem Mittelwert und können eine überdurchschnittliche Kompetenzerwartung aufweisen. Auffällig ist dabei, dass es sich bei den 4 Probanden um die männlichen Befragten handelt. Daraus ist zu schließen, dass die männlichen Probanden der Befragung eher dazu in der Lage sind gesundheitspositive Verhaltensweisen über einen längeren Zeitraum aufrechtzuerhalten als Proband 1, die einzige weibliche Befragte. Sie liegt mit einem Punktwert unter dem Mittelwert und kann so eine durchschnittliche Kompetenzerwartung aufweisen. Wobei die Kompetenzerwartung deutlich geringer ausfällt als bei den anderen Befragten. Wodurch sich ein geschlechterspezifischer Unterschied feststellen lässt. Ein altersspezifischer Unterschied lässt sich anhand der geringen Altersspanne schwer feststellen, wobei zu erwähnen ist, dass Proband 1 die jüngste Befragte und Proband 2 der älteste Befragte ist. Anhand der geringen Zahl an Befragten ist diese Auswertung nicht repräsentativ.

Abb. 1: Messung spezifischer Selbstwirksamkeitserwartung von sportlicher Aktivität

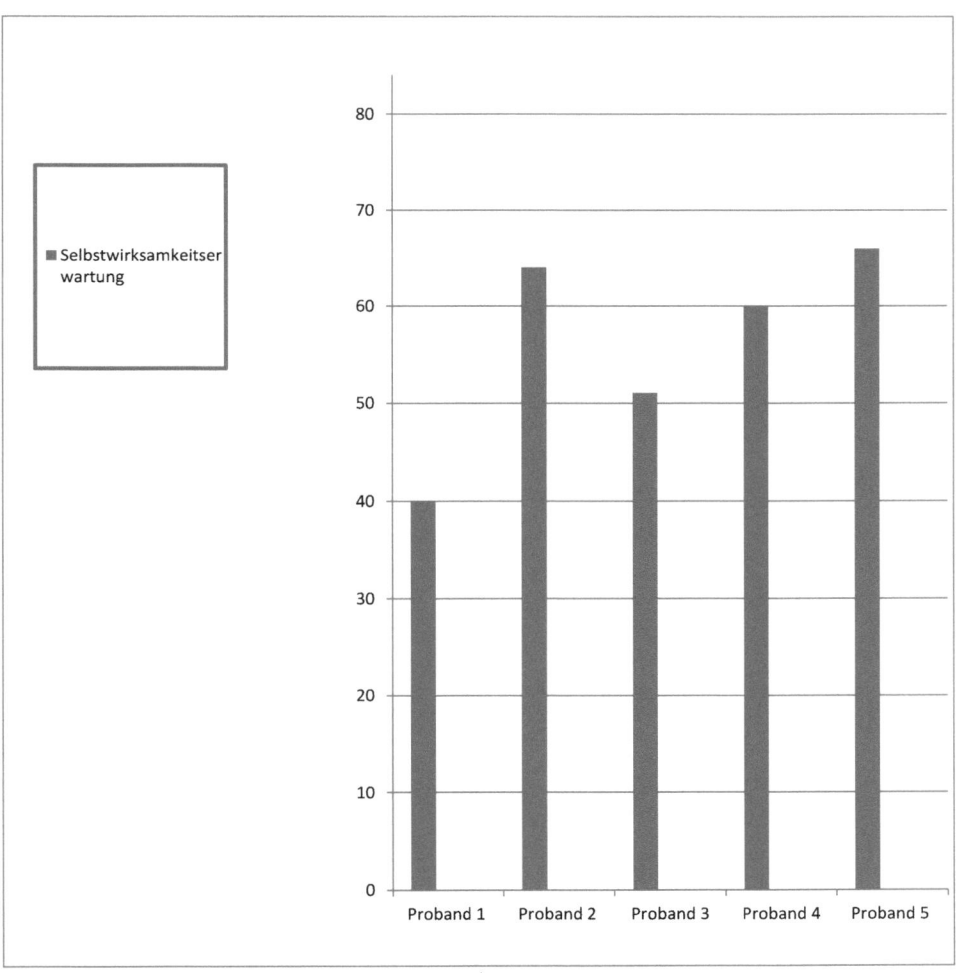

1.3 Studien „Selbstwirksamkeitserwartung"

Tab.1: Vergleich zweier Studien zur Selbstwirksamkeitserwartung

	Dohnke et al. (2006)	Schneider & Rief (2007)
Fragestellung	Wie beeinflusst die Ergebnis– und Selbstwirksamkeitserwartung die Rehabilitation nach einem Hüftgelenksersatz?	Führen Therapieerfolge in der Schmerzbewältigung und der Verbesserung von körperlicher Beeinträchtigung zur Steigerung der Selbstwirksamkeitserwartungen?
Stichproben	Durchgeführt wurde eine multizentrische Längsschnittstudie in 13 orthopädischen Rehakliniken. Befragt wurden 1065 Patienten, wovon 60% weiblichen Geschlechts waren. Das Durchschnittsalter der Befragten lag bei 64,58 Jahren. Die Befragten litten hauptsächlich an Hüftarthrose (92%). Die Rehabilitationsmaßnahme begann durchschnittlich 21,56 Tagen nach der Operation und dauerte im Mittel 22,64 Tage an.	Durchgeführt wurde eine Feldstudie mit 316 Patienten mit somatoformer Schmerzstörung.
Materialien/Test	Fragebogen	Fragebogen
Untersuchungsdesign	Den befragten Patienten wurde zum Reha-Beginn (T1), zum Reha-Ende (T2) und abschließend 6 Monate nach ihrer Entlassung (T3) ein Fragebogen vorgelegt.	Die 316 Patienten mit somatoformer Schmerzstörung wurden bei Aufnahme und Abschluss einer stationären psychosomatischen

	Im Fragebogen wurden folgende Fragestellungen berücksichtigt: Alter, Geschlecht, Schmerzen, eingeschränkte ADL – Funktion, Ergebnis- und Selbstwirksamkeitserwartung, Depressivität, behandlungsspezifische Erfahrungen, sowie Zustand der körperlichen Gesundheit.	Rehabilitation hinsichtlich folgender Indikatoren: Selbstwirksamkeitserwartung, Schmerzbewältigungsstrategien, schmerzbedingter und allgemeinpsychischer Beeinträchtigungen untersucht. Bei der Entlassung der Patienten erfolgte eine zusätzliche Befragung nach dem direkten Therapieerfolgsrating.
Hauptergebnisse	Die Ergebnis- und Selbstwirksamkeitserwartung waren umso höher ausgeprägt, je besser der körperliche Gesundheitszustand der Patienten war. Die Selbstwirksamkeitserwartung war umso höher, je geringer die Depressivitätswerte ausfielen. Die Ergebniserwartung war umso positiver, je höher die Selbstwirksamkeitserwartung der Patienten lag. Es lag eine höhere positive behandlungsbezogenen Erfahrung vor, je höher die präoperative Aufklärung beim Patienten war. Je besser die präoperative Maßnahme wahrgenommen wurde, desto	Hinsichtlich der Selbstwirksamkeitserwartung wurden 2 Modelle bestätigt, die jeweils 65% Varianz der Selbstwirksamkeitsänderung erklärte. Den stärksten, direkten Effekt auf die Selbstwirksamkeit hat die erfolgreiche Reduzierung von schmerzbedingten und allgemeinpsychischen Beeinträchtigungen. Den stärksten Gesamteffekt für den Patienten bildet die Verbesserung der Schmerzbewältigungsstrategien, sowie die Verbesserung der körperlichen Beeinträchtigungen.

	höher war die Selbstwirk-samkeitserwartung, jedoch ist dies verbunden mit einer weniger positiven Ergeb-niserwartung.	

Die Studie zur Selbstwirksamkeits- und Ergebniserwartung einer Rehabilitationsmaßnahme nach einem Hüftgelenksersatz nach Dohnke et al. (2006) stellt als Hauptergebnis heraus, das die Selbstwirksamkeits- und Ergebniserwartung den Erfolg einer Rehabilitation maßgeblich bestimmen. Das Parameter, wie weniger körperliche Beschwerden und emotionales Wohlbe-finden die Ergebnis- und Selbstwirksamkeitserwartung positiv beeinflussen, ist logisch abzu-leiten. Eine Schlussfolgerung über die Beeinflussung der Erwartungstypen auf das Rehabilita-tionsergebnis ist in der Studie zu kurz gegriffen. Das eine Chance auf einen Rehabilitationser-folg aufgrund von besseren Ausgangbedingungen vorliegt, wurde in Bezug auf die Erwartungs-typen vollkommen vernachlässigt, ist jedoch aber ein erheblicher Einflussfaktor. Abschließend ist festzustellen, dass der persönlichen Ergebnis- und Selbstwirksamkeitserwartung größere Be-achtung in der Rehabilitationsforschung einzuräumen ist, da diese einen maßgeblichen Einfluss auf die Rehabilitation nach einer Operation aufweist.

In der zweiten Studie von Schneider & Rief (2007) wird eine Steigerung der Selbstwirksam-keitserwartung durch eine verbesserte Schmerzbewältigung bestätigt. In dieser Studie ist lo-gisch abzuleiten, dass mit positiven Schmerzbewältigungsstrategien und minimierten körperli-chen Beeinträchtigungen die Selbstwirksamkeitserwartung der Patienten zunimmt. Allerdings werden auch hier, wie in der ersten Studie Parameter in der Studie vernachlässigt. Vor allem bei Patienten mit somatoformer Schmerzstörung spielen die direkte und indirekte Erfahrung, aber auch die emotionale Erregung und persönliche Erfahrungen eine große Rolle für die Selbstwirksamkeitserwartung.

Zusammenfassend ist zusagen, dass beide Studien eine positive Beeinflussung auf die Selbst-wirksamkeitserwartung nachweisen, jedoch diese nur oberflächlich behandeln.

Um einen tieferen Zusammenhang in der Betrachtung von Selbstwirksamkeitserwartung und Erfolgen im Fachbereich der Rehabilitation nachzuweisen, ist es erforderlich die Einflussgrade nicht nur oberflächlich zu betrachten, sondern weitere Ansätze zu untersuchen und zu vertiefen.

2 Gesundheitspsychologische Handlungsfelder

2.1 Körperliche Aktivität

Regelmäßige Bewegung und körperliche Aktivität sind in unserem Leben die wichtigsten Einflussfaktoren für die Lebensqualität und leisten einen großen Beitrag zur Aufrechterhaltung unserer Gesundheit. Durch die gezielte Förderung von körperlicher Aktivität sind wir in der Lage der Entstehung und Verbreitung von Krankheiten entgegenzuwirken.

Doch heutzutage ist der Alltag geprägt von sitzenden Tätigkeiten und zunehmenden Bewegungsmangel, wodurch die Entstehung von verhaltensbezogenen Risikofaktoren und Zivilisationskrankheiten steigt und mit ihnen auch eine Vielzahl an Gesundheitsgefährdungen. Hier ein explizites Beispiel für Deutschland. Die Gesundheitsberichterstattung aus dem Jahr 2005 schätzt, das mehr als 6500 Herz-Kreislauf-Todesfälle pro Jahr hätten vermieden werden können, wenn lediglich die Hälfte der körperlich inaktiven Männer im Alter von 40 bis 69 Jahren einer gemäßigten körperlichen Aktivität nachgegangen wären.

Laut der Nationalen Empfehlung für Bewegung und Bewegungsförderung (Rücker & Pfeiffer, 2016) ist körperliche Aktivität durch die Skelettmuskulatur erzeugte Bewegung von Körper und Gliedmaßen, die zum Anstieg des Energieverbrauchs über den Ruheenergieverbrauch hinausführt. Dabei wird körperliche Aktivität eingeteilt in Basisaktivitäten (z.B. Treppensteigen), gesundheitswirksamer sportlicher Aktivitäten (z.B. Tanzen, Gartenarbeit) und sportliches Training.

Die „Studie zur Gesundheit Erwachsener in Deutschland" zeigt in repräsentativen Daten einen Überblick der selbsteingeschätzten aktuellen körperlichen Aktivität der 18-bis 79jährigen Bevölkerung Deutschlands. Demnach achtet etwa ein Drittel der Erwachsenen auf ausreichend körperliche Aktivität und etwa ein Viertel der Befragten treibt mindestens 2 Stunden pro Woche regelmäßig Sport. Damit ist vergleichend mit dem Bundes-Gesundheitssurvey aus dem Jahr 1998 festzustellen, dass der Umfang der sportlichen Aktivität zugenommen hat. Trotz der Zunahme der sportlichen Aktivität ist es vier Fünftel der Bevölkerung nicht gegeben, der Bewegungsempfehlung der Weltgesundheitsorganisation für eine empfohlene Mindestaktivitätszeit von 2,5 Stunden pro Woche in mäßig anstrengender Intensität nachzugehen.

Jedoch sind hier auch Differenzierungen in Alter, Geschlecht und sozialer Zugehörigkeit zu machen. So nimmt mit steigendem Alter die sportliche Aktivität ab. In der Altersgruppe der 20-bis 29jährigen treiben ca. 52% durchschnittlich 2 bis 3 Stunden Sport pro Woche, wobei die

Zahl der Aktiven in der Altersgruppe der 70- bis 79järigen auf unter 30% sinkt. Dabei ist geschlechterspezifisch herauszuheben, dass Frauen generell weniger Sport treiben als Männer im vergleichbaren Alter. Zudem gibt es signifikante Unterschiede in den sozialen Schichten. So kann zusammenfassend gesagt werden, das sportliche Aktivität in der Mittel – und Oberschicht weiterverbreitet ist als in der Unterschicht. In der sozial schwächeren Schicht treiben fast die Hälfte der Männer und Frauen keinen Sport, wobei es in den oberen sozialen Schichten etwa nur ein Drittel der Frauen und Männer betrifft.

Das große Hauptziel sollte es daher sein, zielgruppenspezifische verhaltens- und verhältnispräventive Maßnahmen anzubieten und eine regelmäßige körperliche Aktivität in die Lebensweise und den Alltag der deutschen Bevölkerung zu integrieren und zu fördern. Zudem sollte die gesundheitliche Relevanz von körperlicher Aktivität intensiver hervorgehoben werden, denn eine Vielzahl an chronisch-degenerativen Krankheiten, wie Herz-Kreislauferkrankungen, Diabetes mellitus, Bluthochdruck oder Arthrose entstehen durch einen inaktiven Lebensstil. Bei regelmäßiger körperlicher Aktivität kann dieses Erkrankungsrisiko sogar um bis zu 30% reduziert werden. In Bezug auf Diabetes mellitus war eine durchschnittliche Risikominderung von 42% zu verzeichnen.

Des Weiteren kann nachgewiesen werden, das mangelnde Bewegung ursächlich für viele Beschwerde des aktiven und passiven Bewegungsapparates sind, wie z.B. für die Volkskrankheit Rückenschmerz. Körperliche Inaktivität fördert im Vorfeld von Erkrankungen bereits die Entwicklung von gesundheitsriskanten Risikofaktoren, in erster Linie sind hier Bluthochdruck und Adipositas zu nennen.

Im Alter kann es durch mangelnde Bewegung und einhergehender Koordinationsschwierigkeiten zu einem erhöhten Risiko von Stürzen führen, welche eine besondere Gefahr für die Gesundheit und Selbstständigkeit älterer Menschen darstellt.

Doch auch psychische Belastungen und Erkrankungen, wie z.B. posttraumatische Belastungsstörungen und Depressionen können durch einen inaktiven Lebensstil herbeigeführt und auch verstärkt werden.

Daher wird dem mit der körperlichen Aktivität verbundenen Präventionspotenzial inzwischen verstärkte Aufmerksamkeit gewidmet.

So wurde eine „Nationale Empfehlung für Bewegung und Bewegungsförderung" von Wissenschaftlern und Wissenschaftlerinnen erarbeitet, die zum Ziel eine wissenschaftliche Orientierung für Bewegungsförderung hat. Zum ersten Mal wurde damit eine wissenschaftlich fundierte und systematisch aufgearbeitete Bewegungsempfehlung für bestimmte Zielgruppen, wie

Kinder und Jugendliche, Erwachsene und ältere Menschen formuliert. So empfehlen Rücker & Pfeiffer Kindern ab dem Grundschulalter eine tägliche Bewegungszeit von 90 Minuten und mehr in moderater bis hoher Intensität. Die Bewegungsempfehlung für Erwachsene für einen gesundheitlichen Nutzen liegt bei 150 Minuten wöchentlich mit moderater Intensität. Und bei älteren Menschen gelten ebenfalls 150 Minuten pro Woche in einer moderaten Intensivität als Empfehlung.

Ein besonders großes Augenmerk bei der Förderung von körperlicher Aktivität liegt in den vielen Präventions- und Interventionsprogrammen der Krankenkassen, aber auch dem Bundesministerium für gesundheitliche Aufklärung (BZgA).

So wurde auf Bundesebene zusammen mit den Krankenkassen gemeinsame Präventionsziele entwickelt, die der Umsetzung von breitenwirksamen Präventionskonzepten dienen. Hierbei ist das 2016 in Kraft getretene Präventionsgesetz zu nennen, sowie die Möglichkeit zur Bezuschussung von Präventionskursen nach dem §20 SGB V mit dem Prädikat „Reduzierung von Bewegungsmangel" durch die Krankenkassen. Das Bundesgesundheitsministerium hat eine Onlineplattform „IN FORM" in die Welt gerufen, mit der sie sich als Ziel gesetzt hat, das Bewegungsverhalten in Deutschland bis 2020 nachhaltig zu verbessern. Dies soll durch die Schaffung von Lebenswelten mit ausreichend Bewegungsanreizen und einer bewegungsförderlichen Gestaltung der Umwelt erzielt werden. So hat die BZgA ein wissenschaftlich evaluiertes Bewegungsprogramm speziell für die Lebenswelt „Pflegeeinrichtung/Stationäres Quartier" konzipiert – „Älter werden in Balance".

Dieses körperlich, geistig und sozial aktivierende Präventionsprogramm richtet sich an ältere Menschen mit körperlichen und kognitiven Einschränkungen und beruht auf dem Lübecker Modell Bewegungswelten. Zweimal wöchentlich wird für 60 Minuten unter einem übungsbegleitenden Motto ein Gruppentraining durchgeführt. Dabei wird ein ganzheitlicher Ansatz, der den kompletten Körper in einer Einheit trainiert, verfolgt. Im Gruppentraining wird vor allem das Aufstehen, das Gleichgewicht, sowie die Koordination geschult, wodurch nachhaltig die für den Alltag, aber auch außerhalb der eigenen Häuslichkeit notwendigen Mobilität, Sturzprophylaxe und Koordinationsfähigkeit verbessert wird. Dabei ist auf die feste Verankerung des Programms im Setting geachtet wurden. Das Programm ist integrativ und niedrigschwellig und ist vor allem für pflegebedürftige Personen empfohlen.

Gemeinsam mit dem „Deutschen Turner-Bund" initiierte die BZgA die „Offensive Kinderturnen". Ziel dieser Kampagne ist es allen Kindern in Deutschland zwischen dem 3. und 7. Lebensjahr unabhängig von ihrer sozialen oder kulturellen Herkunft oder einer Behinderung die

Teilhabe und Teilnahme am Kinderturnen zu ermöglichen. Denn Kinderturnen fördert wie keine andere Sportart alle wichtigen motorischen Grundfertigkeiten und -fähigkeiten, wie Laufen, Springen, Werfen, Schwingen, Hangeln und viele mehr. Zudem wird auch ein großes Augenmerk auf das Erlernen von sozialen Kompetenzen und der Gruppendynamik gelegt.

Kampagnen, die speziell für Erwachsene geschaffen werden, setzen meist in der betrieblichen Lebenswelt an und konzentriere sich auf konkreten Kursangeboten, wie z.B. Bewegungsprogramme, für die Belegschaft. Auch die Umgestaltung von betrieblichen Abläufen kann zur Schaffung von körperlicher Aktivität genutzt werden, so können monotone Bewegungsabläufe am Arbeitsplatz beseitig und verbessert werden. Durch die Schaffung von bewegungsförderlichen Infrastrukturen im Betrieb (z.B. Fahrradparkplätzen) und der Zusammenarbeit mit den Krankenkassen, können durch Kampagnen wie „Mit dem Rad zur Arbeit" die Mitarbeiter aktiv bewegt werden mehr Bewegung in ihren Alltag zu integrieren.

Es gibt in Deutschland ein facettenreiches Angebot an Präventions- und Interventionsprogrammen zur Steigerung der körperlichen Aktivität, doch leider ist die Zahl derer, die es in Anspruch nehmen noch gering. Für die Epidemiologie stellt die körperliche Aktivität einen großen Stellenwert dar, da nur durch kleine Veränderung im persönlichen Lebensstil viele Gesundheitsrisiken und Krankheitsbilder minimiert werden können. Um dieses Denken in den Köpfen der Bevölkerung zu manifestieren, wird es noch einige Zeit brauchen, da viele ihre eigenen Gesundheitsrisiken zu gering einschätzen und eine Gefährdung nicht oder kaum wahrnehmen.

3 Beratungsgespräch – Fallbeispiel 1

3.1 Eingliederung und Zielsetzung

Anhand des Transtheoretischen Modells von Prochaska und DiClemente (1984) ist Frau Müller auf der Stufe der Absichtsbildung (Kontemplation) einzuordnen. Frau Müller ist sich bewusst, dass sie ein ungesundes und unausgewogenes Essverhalten und einen inaktiven Lebensstil führt, steht den Veränderungen aber noch ratlos gegenüber. Sie kann sich noch nicht zur Verhaltensänderung entschließen, äußert aber im Beratungsgespräch die Absicht, der Verhaltensänderung in absehbarer Zeit nachzugehen.

Gesundheitspsychologische Ziele während der Intensions- und Zielbildungsphase sollten auf die Förderung des Gesundheitsverhaltens und des Wohlbefindens von Frau Müller abzielen. Dies sollte die Reduzierung ihres Übergewichts berücksichtigen, sowie Strategien beinhalten, die sie zu einem eigenverantwortlichen Umgang mit gesunder Ernährung befähigen. Denn ohne diese Eigenverantwortlichkeit ist es für Frau Müller kaum möglich ihr neu erlerntes Verhalten aufrechtzuerhalten und es in ihren Alltag zu übertragen.

Ebenso sollte der inaktive Lebensstil durch sportliche Aktivität gefördert werden, damit Frau Müller alltägliche Aufgaben, wie z.B. Treppensteigen oder Spielen mit ihren Kindern besser, aber auch altersgerecht meistern kann. Mit der Reduzierung ihres Übergewichts werden gleichzeitig gesundheitsriskante Risikofaktoren, die z.B. Diabetes mellitus oder Bluthochdruck sein können, reduziert.

3.2 Rolle des Beraters und die ersten Schritte einer gesundheitspsychologischen Beratung

Es unterliegt jedem Menschen selbst ob er ein bestehendes Verhalten ändern möchte oder nicht. Frau Müller möchte etwas für ihre Gesundheit tun und durch die bewusste Informationsübermittlung, Beratung und Handlungsunterstützung des Beraters wird sie beeinflusst und unterstützt. Für die erfolgreiche Umsetzung von gesundheitspsychologischen Zielen schafft der Berater lediglich Bedingungen und Herausforderungen für Frau Müller und ermöglicht so eine „Hilfe zur Selbsthilfe". Dabei ist besonders darauf zu achten eine personenzentrierte Haltung einzunehmen, Frau Müller aktiv zuzuhören und keine eigenen Ideen für die Klientin zu entwickeln. Es ist wichtig, dass ihr der Freiraum gewährt wird, sich selbst zu entfalten um eigene Optionen und Wege zu finden.

Die ersten Schritte der Beratung konzentrieren sich vor allem auf die Vorbereitung, sowohl organisatorischer, als auch mentaler Art. Gerade bei der Beratung von Interessenten ist die Begrüßung des Klienten entscheidend. Da er weder Berater noch das Unternehmen kennt, ist es elementar ihm seine Angst vor der ungewohnten Situation zunehmen und eine angenehmen Rapport für das Gespräch zu schaffen. Dabei spielt der erste Eindruck eine wesentliche Rolle, der aber nicht erst durch das Beratungsgespräch entsteht, sondern schon durch eine adäquate Vorbereitung und Organisation im Vorfeld.

Den ersten Eindruck vom Unternehmen erhält der Interessent bereits bei der Terminvergabe für das Beratungsgespräch, dabei ist auf ein passendes Terminmanagement zu achten (Vorbereitung von Materialien und Unterlagen, usw.). Des Weiteren sollte der Berater im Vorfeld alle relevanten Informationen über den Interessenten kennen, um persönlich auf ihn eingehen und sich auf das Beratungsgespräch einzustellen zu können.

Die mentale Vorbereitung vor dem Gespräch und damit die Überprüfung der eigenen Einstellung bildet einen der zentralen Punkte. Durch innere Sicherheit und entsprechenden äußerliche Körpersignalen spiegelt der Berater eine Zuversicht und Kompetenz wider, die positiv auf den Gegenüber wirken.

Die ersten Sekunden des Aufeinandertreffens und dem daraus folgenden Gespräch sind entscheidend für den Erfolg der Beratung. Jedes Aufeinandertreffen ist durch gegenseitige Erwartungen, Vorstellungen, Sympathien oder Antipathien geprägt. Diese Eigenschaften können beim Gespräch die Wahrnehmung von Informationen beeinflussen und somit zur Bildung von Vorurteilen beitragen. So kann durch ein ungepflegtes Äußeres eines Beraters auf eine unsaubere Arbeitsweise an seinem Arbeitsplatz geschlossen werden. Durch direkten Blickkontakt, einem freundlichen Lächeln, aktivem Zuhören und der persönlichen Anrede des Klienten kann der Berater gegenüber dem Klienten Sympathien ausdrücken. Verstärkt werden kann dieses Gefühl die nonverbale Kommunikation, wie Körperhaltung, Mimik und Gestik.

Wird von seitens des Beraters entsprechend gehandelt, kommt es zu einem vertrauensvollen Ersteindruck und letztendlich zur Bildung der erwünschten persönlichen Beziehungsebene.

3.3 Gesprächsverlauf

Berater: „Frau Müller, was genau wollen Sie ändern? Was ist ihr Beweggrund, dass wir zwei uns heute hier treffen?"

Klientin: „Ich hadere schon länger mit meiner Figur. Seit der Geburt der Kinder bin ich so in das Familienleben und den Haushalt eingespannt, dass die Zeit für Sport, aber auch für gesundes Essen viel zu knapp kommt. Ich mag einfach etwas für mich tun und dabei auch ein wenig abspecken."

Berater: „Gibt es denn einen Grund weshalb Sie genau jetzt damit beginnen wollen?"

Klientin: „In letzter Zeit fühle ich mich einfach immer unwohler in meinem Körper. Der Große ist jetzt auch schon 7 Jahre alt und seitdem schleppe ich das Übergewicht mit mir herum. Die Kinder werden ja auch nicht jünger und von Jahr zu Jahr aktiver. Irgendwann kann man da nicht mehr mithalten."

Berater: „Inwieweit haben Sie denn Probleme mit den Kindern mitzuhalten oder zu spielen?"

Klientin: „Beim Spielen fällt es mir besonders auf. Ich kann einfach mit den Kindern nicht Tempo halten, beim Rennen oder Radfahren komme ich sofort aus der Puste, auf dem Klettergerüst kann ich mich nicht so frei bewegen. Beim Toben kommt man einfach schnell an seine Grenzen."

Berater: „Was genau hat Sie dann bis jetzt davon abgehalten ihre Situation zu ändern?"

Klientin: „Durch die Mehrbelastung bin ich so eingespannt und gestresst, das ich am Abend meisten keine Motivation und Nerven mehr für Sport habe."

Berater: „Frau Müller, dafür habe ich Verständnis, doch gerade deshalb wäre für Sie ein Ausgleich zu ihrem Alltag das Richtige. Lassen Sie uns doch gemeinsam überlegen und schauen, an welchen Tagen es für Sie zeitlich entspannter ist Ihr Training einzubauen.
Wer könnte sie denn aus ihrem Umfeld auf Ihrem persönlichen Weg unterstützen?"

Klientin: „Mein Mann versucht mich so gut es geht zu unterstützen, doch ist auch er berufstätig und kann mich erst am Abend unterstützen und die Kinder abnehmen. Am Wochenende sähe das Ganze schon anders aus."

Berater: „Vielleicht gibt es eine Freundin oder Arbeitskollegin, die sich nach der Arbeit hinreißen lassen würde mit Ihnen zum Training zu kommen, Frau Müller?"

Klientin:	„Ganz sicher. Ich habe eine Arbeitskollegin, die ganz in meiner Nähe wohnt und ebenfalls schon länger etwas für sich tun will, seit ihre Kinder aus dem Haus sind."
Berater:	„Gemeinsamer Sport macht doch auch viel mehr Spaß. Was wäre für Sie denn ein erster guter Schritt auf dem Weg in ein aktiveres Leben?"
Klientin:	„Ich würde es gern schaffen, zweimal pro Woche als Ausgleich zu meinem Alltag zum Sport zugehen."

Ausgangspunkt des Beratungsgesprächs bildet zunächst die einleitende Angabe der Klientin zum Zweck ihres Besuchs, denn dieser muss zunächst dem Berater erklärt werden. Dass dieser zu Anfang „als Einstieg" in die Beratungssituation dargestellte Zweck oft nicht das eigentliche Anliegen des Klienten widerspiegelt, ist zunächst unerheblich. Dies zu klären ist späterer Bestandteil der Beratung.

Die Klientin schildert zunächst ihr Übergewicht als Grund für ihren Beratungswunsch. Um genauer auf die Beweggründe eingehen zu können, bedient sich der Berater verschiedener Werkzeuge, sowie kognitiven und verhaltensorientierten Methoden der Verhaltensänderung. Um Beweggründe und Motive herauszuarbeiten, die der Klientin zur persönlichen Zielerreichung helfen, liegt in der Intentionsphase der Redeanteil der Interessentin bei 80%, während der Berater die übrigen 20% dafür nutzt, mit offenen Fragen, aktiven Zuhören und Feingefühl den Redefluss aufrechtzuerhalten und einen angenehmen Rapport herzustellen. Um das Problembewusstsein zu verstärken ist es wichtig, dass der Berater der Klientin, ihre bestehenden Probleme verdeutlicht und sich durch gezielte Fragestellungen, sowie Informationen und Aufklärung an die Problematik heranarbeitet. Durch diese Herangehensweise werden kognitiv-emotionale Prozesse wie Vergleichen, Abwägen, Bewerten, also förderliche, selbstreflexive Prozesse bei ihr angeregt. Dabei ist aber darauf zu achten auf die Methode der Abschreckung zu verzichten, da diese Furchtappelle bei der Mehrzahl der Menschen wenig Wirkung zeigen. Außerdem führen sie zu Vermeidungstendenzen und verstärken weniger die Verhaltensänderung.

Um der Klientin bei der Intentionsbildung weiterhelfen zu können, ist es förderlich ihre persönlichen Ressourcen herauszuarbeiten, zu stärken und in die Planung der Verhaltensänderung zu integrieren. Um die Zielerarbeitung zu optimieren ist es die Aufgabe des Beraters Störfaktoren zu eliminieren und nach sozialer Unterstützung aus dem privaten Umfeld zu suchen und diese hilfreichen Beziehungen zu mobilisieren, wie z.B. durch familiäre Unterstützung und/oder einem Trainingspartner.

Berater:	„Und was genau haben Sie sich vorgenommen zu erreichen, Frau Müller? Und wieviel Zeit wollen Sie sich dafür geben?"
Klientin:	„Ich habe mir da noch keine genauen Gedanken darüber gemacht, aber es wäre schon schön, wenn ich wie damals vor der Schwangerschaft aussehen würde. Wenn ich mich in meiner Haut einfach wohlfühlen kann. Ich könnte mir schon vorstellen in zwei bis drei Monaten 10 kg abzunehmen."
Berater:	„Wie würden Sie sich denn motivieren am Ball zu bleiben? Wie würden Sie sich nach dem Erreichen der ersten Ziele belohnen?"
Klientin:	„Ich habe da in der Stadt ein schönes Kleid gesehen, was mir sehr gut gefällt aber im Moment würde ich mir nicht trauen, das Kleid zutragen."
Berater:	„Stellen Sie sich einfach vor, wie es sich für sie anfühlen würde, wenn Sie sich schon nach den ersten 5 abgenommenen Kilos belohnen dürften?"
Klientin:	„Das wäre natürlich noch ein viel größerer Anreiz für mich zum Sport zugehen."
Berater:	„Um Ihr erstes Etappenziel von 5 Kilogramm zu erreichen, was denken Sie, brauchen Sie für Unterstützung?"
Klientin:	„In erster Linie bräuchte ich wirklich eine Trainingspartnerin, mit der ich mich für zwei feste Trainingstage in der Woche verabrede."
Berater:	„Was könnte Sich Ihrem Ziel in den Weg stellen und was würden Sie tun, um motiviert zu bleiben?"
Klientin:	„Ich glaube an manchen Tagen wird die Motivation zum Sport zu gehen, vor allem wenn der Tag stressig und anstrengend war, ziemlich gering ausfallen. Vor allem wenn man vorher noch einmal nachhause muss. Um dies vielleicht zu umgehen, könnte ich ja z.B. meine gepackte Sporttasche schon mit auf Arbeit nehmen, um danach direkt zum Training zu fahren. Wenn die Kinder mal kranken werden, könnte ich versuchen meine Schwester als Babysitter anzuheuern".
Berater:	„Frau Müller, das ist eine wirklich großartige Idee! Wie könnten Sie sich selbst bei der Umsetzung ihres neuen Verhaltens unterstützen?"
Klientin:	„Ich könnte mir vorstellen ein Ernährungstagebuch zu führen oder mein Essen zu tracken. So kann ich für mich selbst kontrollieren, was ich wie und wann esse und verfalle vielleicht so nicht schnell der Versuchung am Abend nach Süßem

	zu greifen. Kleine Snackalternativen am Abend, wie Gemüsesticks könnte ich
	mir auch gut vorstellen."
Berater:	„Frau Müller, Sie sind definitiv auf einem guten Weg. All ihre Vorschläge und
	Ideen lassen sich sehr gut in Ihren Alltag integrieren und werden Ihnen wirklich
	hilfreich für das Erreichen Ihrer Ziele sein."

Um eine Verhaltensänderung in der Intentionsphase zu erzielen, muss speziell für die Klientin ein handlungswirksames Ziel erarbeitet werden. Sinnvoll ist es, dieses Ziel in weitere Teilziele nach der SMART-Formel zu untergliedern um die Zielerreichung realistisch zu gestalten. Durch die zusätzliche Arbeit mit einem Verstärkerplan bleibt die Motivation bei der Klientin hoch, damit auch ihre Bereitschaft, sich für ihre Ziele einzusetzen. Die gesammelten positiven Erfahrungen aus dem Erreichen der Teilziele führt zu einer Steigerung der Selbstwirksamkeit und senkt das Risiko, bei auftretenden Problemen oder Barrieren in alte Verhaltensmuster zurückzufallen. Als Verstärker können all die Dinge eingesetzt werden, die für die Klientin eine Belohnung darstellen. Dies können materielle Dinge sein, wie im Fall von Frau Müller, wo als Verstärker der Kauf eines Kleides als Belohnung eingesetzt wird. Zur weiteren Minimierung von Störfaktoren ist es vorteilhaft als Berater ein Barrierenmanagement mit der Klientin nach dem SORK-Modell durchzuführen, wenn vorher bekannt ist, dass es Faktoren in ihrem sozialen Umfeld gibt, die sie von ihrem Weg abbringen könnten. So sollten durch einen Handlungsplan günstige Bedingungen in ihrem Alltag geschaffen werden, wie z.B. die feste Terminierung der Trainingseinheiten im Kalender oder Verabredungen mit der Trainingspartnerin. Um eine bessere Selbstregulation zu erzielen ist es stets ratsam die Veränderung von Verhaltensmustern zu dokumentieren, dies kann z.B. durch ein Ernährungstagebuch oder einer App erfolgen. Durch Bekanntmachung der gesundheitspsychologischen Ziele der Klientin in ihrem sozialen Umfeld, ist die Kontrolle durch Außenstehende in der Zeit der Verhaltensänderung größer und ihr eigenes Handeln wird dadurch bewusster gesteuert, da bei einem Verhaltensrückfall die Scham gegenüber den Anderen, es nicht geschafft zu haben, größer ist.

Ziel dieser Phase ist es für die Klientin konkrete Handlungsstrategien herauszuarbeiten und Lösungsstrategien für sie zu entwickeln, um die Handlungsstrategien auch erfolgreich umsetzen zu können und ihre Selbstwirksamkeitserwartung zu erhöhen.

4 Literaturverzeichnis

Abu-Omar, K. & Rütten, A. (2005). Körperliche Aktivität. *Gesundheitsberichterstattung des Bundes, 26.*

Abu-Omar, K. & Rütten, A. (2006). Sport oder körperliche Aktivität im Alltag: zur Evidenzbasierung von Bewegung in der Gesundheitsförderung. *Bundesgesundheitsblatt, 11,* 1162 – 1168.

Bundesministerium für Ernährung und Landwirtschaft & Bundesministerium für Gesundheit (2008). *IN FORM. Deutschlands Initiative für gesunde Ernährung und mehr Bewegung.* Zugriff am 03.05.2018. Verfügbar unter https://www.in-form.de

Bundeszentrale für gesundheitliche Aufklärung (Hrsg.). (2017). *Älter werden IN BALANCE.* Zugriff am 03.05.2018. Verfügbar unter https://www.aelter-werden-in-balance.de/start/

Deutscher Turner-Bund e.V. (Hrsg.). (unbekannt). *Offensive Kinderturnen.* Zugriff am 03.05.2018. Verfügbar unter http://www.dtb-online.de/portal/kinderturnen/offensive-kinderturnen/allgemeine-informationen.html

Dohnke, B., Müller-Fahrnow, W. & Knäuper, B. (2006). Der Einfluss von Ergebnis- und Selbstwirksamkeitserwartung auf die Ergebnisse einer Rehabilitation nach Hüftgelenksersatz. *Zeitschrift für Gesundheitspsychologie, 14 (1),* 11 – 20.

Jerusalem, M. & Hopf, D. (2002). Selbstwirksamkeit und Motivationsprozesse in Bildungsinstitutionen. *Zeitschrift für Pädagogik, 44,* 28 – 53

Krug et al. (2013). Körperliche Aktivität. Ergebnisse der Studie zur Gesundheit Erwachsener in Deutschland. *Bundesgesundheitsblatt – Gesundheitsforschung – Gesundheitsschutz,56 (5/6).*

Mutz, M. & Albrecht, P. (2017). Parents social status and children´s daily physical activity: The role of familial socialization and support. *Journal of child and family studies, 26 (11),* 3026 – 3035.

Pieter, A. (2017). *Studienbrief Psychologie des Gesundheitsverhaltens* (rev. 17.025.000). Saarbrücken: Deutsche Hochschule für Prävention und Gesundheitsmanagement.

Pudel, V. (1991). *Praxis der Ernährungsberatung.* Berlin Heidelberg: Springer.

Robert Koch Institut (2013). *Sozioökonomischer Status und Gesundheit. Ergebnisse der Studie zur Gesundheit Erwachsener in Deutschland (DEGS1).* Berlin: Springer.

Rütten, A. & Pfeifer, K. (2016). Nationale Empfehlung für Bewegung und Bewegungsförderung. *Forschung und Praxis der Gesundheitsförderung, 3.*

Schlaffke, W. & Plünecke, A. (2017). *Studienbrief Beratungs- und Servicemanagement* (rev. 17.022.000). Saarbrücken: Deutsche Hochschule für Prävention und Gesundheitsmanagement.

Schneider, J. & Rief, W. (2007). Selbstwirksamkeitserwartung und Therapieerfolge bei Patienten mit somatoformer Schmerzstörung (ICD-10: F45.4). *Zeitschrift für Klinische Psychologie und Psychotherapie, 36 (1),* 46 – 56.

Schulz, K.H., Meyer, A. & Langguth, N. (2012). Körperliche Aktivität und psychische Gesundheit. *Bundesgesundheitsblatt, 55 (1),* 55 – 65.

Schwarzer, R. (1996). *Psychologie des Gesundheitsverhaltens (2.Auflage).* Göttingen: Hogrefe.

Strack, A. (2017). *Studienbrief Richtlinien zur Gestaltung wissenschaftlicher Arbeiten* (rev. 17.010.000). Saarbrücken: Deutsche Hochschule für Prävention und Gesundheitsmanagement.

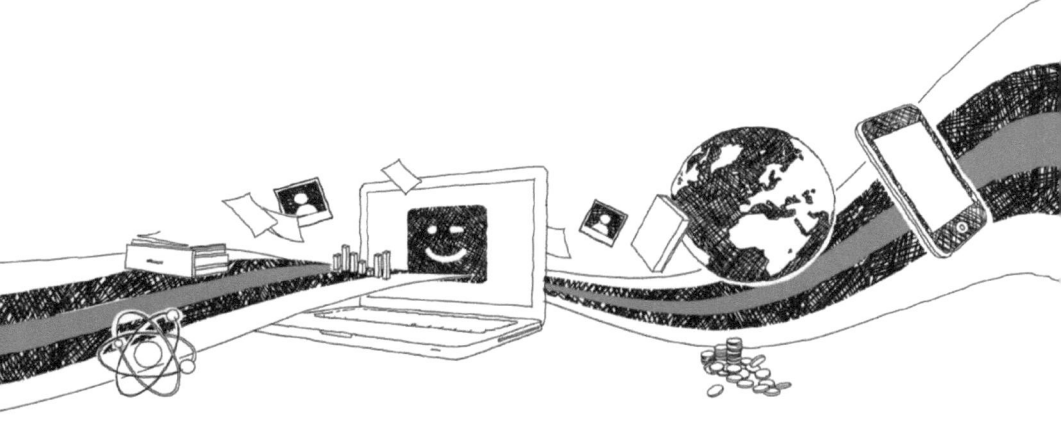
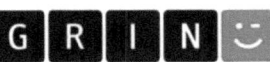